Latour.

Notice historique

SUR QUELQUES MALADIES DONT LA GUÉRISON A ÉTÉ OPÉRÉE PAR L'EMPLOI DES FUMIGATIONS SULFUREUSES, D'APRÈS LA MÉTHODE DE M. LE DOCTEUR GALÈS;

Par Dominique Latour,

Ancien Chirurgien des hôpitaux militaires, Directeur de l'Etablissement de Fumigations formé à Toulouse, Membre de la Société de Médecine de la même Ville, Correspondant de la Société de Médecine-Pratique de Montpellier, et du Comité central de Vaccine de Paris, etc.

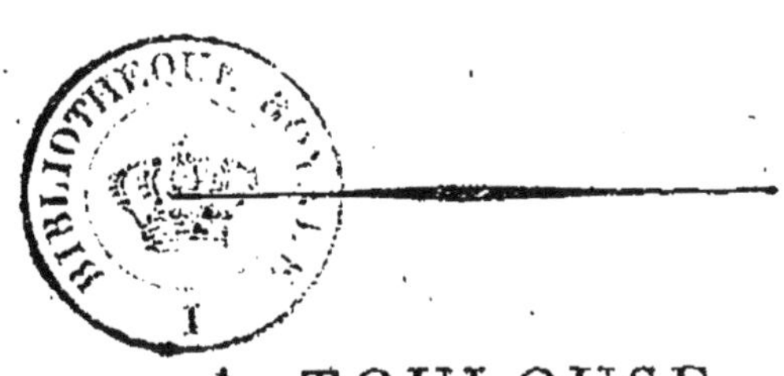

A TOULOUSE,

Chez
- l'Auteur, rue St.-Remesi, n.° 17;
- F. Vieusseux, Imprimeur-Libraire, rue St.-Rome, n.° 46;
- Senac, Libraire, place Rouaix, n.° 10.

1818.

NOTICE HISTORIQUE

Sur quelques Maladies, dont la guérison a été opérée par l'emploi des Fumigations sulfureuses.

PLUS d'une année s'est déjà écoulée depuis la formation de l'Etablissement que je dirige. (1) J'ai pris dans son temps l'engagement envers le public, de l'instruire des résultats de l'administration des Bains de vapeur sulfureuse : je remplis aujourd'hui ma promesse. On trouvera peu de raisonnemens dans la notice abrégée que je publie ; les faits réduits même à leurs moindres termes la composeront en entier. Ils m'ont déjà fourni la matière de deux mémoires, dont j'ai fait hommage à la société

(1) Mon établissement est situé à Toulouse, dans la rue St.-Remesi, N° 17. M. le docteur Galès a présidé lui-même à sa formation. Tout ce que je pourrais ajouter à son avantage ne saurait être que suspect ; j'espère que les personnes qui l'ont fréquenté, ne se refuseront pas à rendre témoignage de tous les soins que moi et les miens portons constamment à ce que chacun y trouve réuni ce qui doit lui être utile et ce qui peut lui être agréable.

de médecine de Toulouse, à laquelle j'ai l'honneur d'appartenir. Pleine d'indulgence pour les défauts nombreux de mes éphémères productions, cette compagnie savante a daigné sourire à mes faible efforts, et encourager mon zèle. (1) Me serais-je trop flatté en espérant trouver d'aussi favorables dispositions dans l'esprit de tous mes lecteurs! J'y aurai quelques droits, sans-doute, si l'on veut faire la remarque que le vain désir d'être auteur n'a pas dirigé ma plume; mais que j'ai seulement ambitionné de me rendre utile à l'humanité, en accréditant, par le récit des cures nombreuses dont j'offre le tableau, un nouveau moyen thérapeutique qui, peut-être, produira un jour, entre les mains des médecins instruits, des résultats inespérés.

Si je faisais un traité *ex professo*, je pourrais dire que jusques à la découverte que nous devons à M. le docteur GALÈS, le traitement des maladies psoriques a été peu sûr, dégoûtant et pénible à subir; que les Bains de vapeur

---

(1) Je prie le lecteur de vouloir bien prendre connaissance du compte qui a été rendu de mon premier mémoire, dans la séance publique de la société de médecine de Toulouse du 17 juillet 1817, par M. le secrétaire général, et du rapport qui fut fait sur le second, dans une des séances ordinaires de la société, par une commission de trois membres, pris dans son sein. Ces deux pièces font suite à ma Notice historique.

sulfureuse ne partagent dans leur application aucun de ces désagremens nombreux ; que la méthode à l'administration de laquelle je me suis dévoué, est aujourd'hui généralement connue, protégée par le gouvernement, introduite dans les établissemens hospitaliers, et qu'elle a enfin reçu de la part des diverses sociétés médicales du royaume, des encouragemens mérités. (1)

La lecture de quelques observations de maladies psoriques guéries par ce procédé, four-

(1) Extrait du procès-verbal de la séance publique de la société de médecine de Marseille, tenue le 28 septembre 1817, p. 42.

« Il résulte de toutes ces observations que les bains fumigatoires sulfureux sont un remède qui ne doit pas être dédaigné » par les médecins, puisqu'il a produit de meilleurs effets que » les autres remèdes connus avant lui ; mais aussi qu'il ne peut » sans danger être abandonné à une routine aveugle ; qu'il doit » être modifié dans ses doses et sa température, suivant le » tempérament des individus, et les maladies auxquelles on » l'applique. »

Deux motifs m'ont engagé à transcrire cette partie du procès-verbal de la société de médecine de Marseille ; en premier lieu, le suffrage de cette société savante plaide bien plus efficacement en faveur du procédé fumigatoire de M. le docteur Galès, que toutes les réflexions auxquelles je pourrais me livrer dans son intérêt ; et en second lieu, je pourrai sans craindre le reproche de vouloir donner trop d'importance à mes fonctions de directeur médical de l'établissement, parler à mon tour des modifications à introduire dans cette méthode de traitement, au fur et à mesure que l'histoire des maladies m'en fournira l'occasion.

nira la preuve qu'il est également propre à la curation des gales récentes et anciennes ; qu'il triomphe aussi surement de celles qui ont conservé leur forme primitive, ou de celles qui ont revêtu un *facies* étranger qui peut en faire méconnaître la nature. On acquerra aussi la conviction que l'âge le plus avancé, comme l'époque la plus voisine de l'enfance, une extrême sensibilité, ou une profonde cachexie, ne forment pas des obstacles à son administration ; on le verra enfin opérer la cure, et même dans un très-court espace de temps, d'un certain nombre de maladies qui s'étaient montrées rebelles à une série de traitemens nombreux, sagement institués, ainsi qu'à la fréquentation prolongée des établissemens thermaux de nos Pyrénées.

La gale n'est pas la seule maladie de la peau qui ait trouvé dans l'emploi des Bains de vapeur sulfureuse un remède en quelque sorte spécifique. L'induction et l'analogie avaient d'avance signalé les maladies dartreuses comme pouvant puiser dans son administration des résultats aussi avantageux. Quelques observations de maladies herpétiques, formant la seconde série, ne laisseront plus de doute, je me plais à le penser, sur l'efficacité des fumigations sulfureuses dans le traitement, je ne dis pas de toutes les maladies dartreuses sans distinction, mais dumoins dans celui du plus grand nombre de ces affections. Si même je ne m'étais interdit toute réflexion un peu étendue, dans le cours de cette Notice, je me hasarderais à désigner leurs nombreuses complications comme l'obstacle, peut-être unique, qui s'oppose à ce qu'elles ne soient toutes radicalement guéries par le secours de cette méthode de traitement; en sorte qu'il me paraît raisonnable de penser qu'il n'en est aucune dont on ne pût effectuer la cure par son moyen, si concurremment à son administration, on mettait en usage les remèdes, dont l'efficacité a été reconnue pour faire disparaître ses complications.

Il est d'autres maladies que celles dont la peau est le siège, pour le traitement desquelles on peut recourir avec quelque espoir de succès à l'emploi des Bains de vapeur sulfureuse. Il suffira de prendre lecture des observations consignées dans la troisième série, pour en acquérir la certitude. J'ai cru qu'il me convenait d'exposer ces faits sans les accompagner d'aucune réflexion : je laisse à des praticiens plus instruits à expliquer comment des guérisons pareilles ont pu être effectuées par les fumigations sulfureuses, et quel encouragement on doit puiser dans ces tentatives heureuses pour en étendre l'application au traitement d'autres infirmités. (1)

Les guérisons que j'annonce comme ayant été obtenues dans mon établissement, sont de la plus grande authenticité; les personnes dont il sera fait mention dans cette notice pourront facilement se reconnaître dans la peinture abrégée qui sera faite de leurs infirmités; si j'ai dû taire le nom du plus grand nombre, j'ai toujours fait mention des médecins ou des chirurgiens qui me les ont adressées, et qui, pour la plupart, ont continué à donner leurs soins aux malades pendant leur traitement fumigatoire, ou chez lequels ces derniers, à ma prière, n'ont pas manqué de se présenter pour faire constater leur guérison. On a enfin un droit fondé à la confiance la plus exclusive,

---

(1) Ma qualité de propriétaire de l'établissement que je dirige, m'expose trop naturellement au soupçon de vouloir par cupidité chercher à étendre à un plus grand nombre de maladies l'application des bains de vapeur sulfureuse, pour que ma délicatesse ne m'ait pas fait un devoir de taire toutes les réflexions de cette nature, que l'habitude de l'emploi de ce moyen m'a déjà suggerées. A la faveur de cette précaution, je ne craindrai pas d'être confondu avec ces empyriques aveuglés ou impudens qui transforment le remède nouveau dont ils viennent de faire la découverte, ou dont l'application leur est confiée, en une panacée universelle qui doit guérir toute sorte de maladies.

quand on peut, ainsi que moi, offrir pour garans de la vérité des faits qu'on expose, des noms que recommandent également le savoir le plus étendu et la moralité la mieux établie. (1)

Avant que de terminer cette courte introduction, serait-il besoin de faire savoir que la découverte de M. le docteur GALÈS, et l'application de son procédé ont compté quelques détracteurs ? Sans doute je n'apprendrais rien à mes lecteurs dont aucun d'eux ne soit d'avance persuadé ; est-il en effet quelqu'un qui puisse ignorer que depuis la découverte de la grande circulation et des vertus si héroïques de l'antimoine, jusques à l'inoculation de la variole, et postérieurement à celle bien plus précieuse du virus vaccin, il n'est pas d'invention nouvelle, qui n'ait eu long-temps à

---

(1) Quant j'aurai nommé MM. Dubor, Gaugiran, Cabiran, Duffourc, Thomas, Lamarque, Roaldès le fils, Soulage, Naudin, Massol, Flottard, Lannes, Cani, docteurs en médecine ; et MM. Viguerie, Ducasse père et fils, Duclos, Rumebe, Larrey (Auguste), docteurs en chirurgie, et quelques autres tant médecins que chirurgiens, exerçant à Toulouse ou dans les villes environnantes, comme ayant été les témoins des faits dont je rapporte l'histoire, je ne pense pas qu'il soit possible d'élever aucun doute sur leur authenticité. J'ai même été si jaloux de ne rapporter que les faits dont je pusse offrir une preuve non récusable, que je me suis interdit de faire mention d'aucun des malades qui se sont adressés directement à moi, et dont j'ai exclusivement dirigé le traitement.

lutter contre de nombreux obstacles et de spécieuses préventions ? Pour ne parler, par exemple, que de l'effet répercussif que l'on a voulu attacher à l'emploi des fumigations sulfureuses, est-il raisonnable d'adresser un reproche de cette nature à une méthode de traitement dont le mode d'action consiste principalement dans la production d'un mouvement excentrique, à la faveur duquel les humeurs viciées, plus généralement connues sous la dénomination spécifique de virus, sont attirées à la périphérie, où elles sont évacuées au moyen d'une excrétion abondante de l'humeur transpiratoire. Devrais-je ajouter que l'idée d'une prétendue répercussion se trouve victorieusement réfutée par cette seule circonstance, qu'en même temps que la maladie locale voit son terme, la santé générale se rétablit ; et que s'il arrive qu'il y ait récidive, ce qui d'ailleurs est infiniment rare, mais ce, dont je crois devoir convenir, autant dans l'intérêt de la vérité, que dans le mien propre, il suffit alors d'un petit nombre de fumigations pour obtenir une cure radicale ; que même il en est pour lesquelles il n'a pas été nécessaire d'y recourir de nouveau.

Les faits dont se compose cette Notice, seront distribués dans trois séries ; il sera question, dans la première, des maladies galeuses ou psoriques ; à la seconde, appartiendront les observations de dartres ou maladies herpétiques ; seront enfin groupées, dans la troisième, les histoires de quelques autres affections morbides, guéries par les fumigations sulfureuses. Celles qui auront pour objet les maladies rhumatismales occuperont le premier rang. (1)

(1) Parmi un très-grand nombre de faits, j'ai choisi ceux dont on va lire la notice, persuadé comme je le suis qu'en fait d'histoires de maladies, on doit seulement rapporter celles qui se font remarquer par un interêt particulier.

PREMIÈRE SÉRIE.

Gale, ou maladies Psoriques.

OBSERVATIONS.

I. Un enfant âgé de onze ans, appartenant à la nommée Jeanneton, blanchisseuse à Toulouse, portait depuis dix mois, une forte gale miliaire qui couvrait toutes les parties de son corps et lui enlevait le repos des nuits. Le 8 juillet 1817, il se présenta aux fumigations; sept ont suffi pour le guérir entièrement. (1)

II. Un commis marchand de Toulouse, de l'âge de dix-sept ans, obsédé depuis un an, par une gale qui avait résisté à plusieurs traitemens, pendant lesquels tous les moyens connus furent tour à tour mais vainement essayés, sur l'avis de M. le docteur Cabiran, se soumit aux fumigations sulfureuses. Le temps qui s'était écoulé depuis l'apparition de cette maladie de la peau et la résistance qu'elle avait opposée à tous les remèdes depuis long-temps en possession de la guérir, tout faisait une loi de penser qu'il serait besoin d'un grand nombre de fumigations pour en triompher: cependant au grand étonnement du malade, et, j'ose le dire, à mon admiration, le nom-

(1) Je n'ai pas tenu compte de toutes les gales simples dont le traitement s'est effectué dans mon établissement, je rapporterai seulement celles qui offrent quelque intérêt particulier.

bre de sept fut suffisant pour amener une guérison parfaite.

III. M. de S.... officier à la demi-solde, de l'âge de 40 ans environ, était fatigué depuis quelque temps par de violentes démangeaisons accompagnées d'une éruption miliaire. M. le professeur Viguerie dont il réclama les conseils, lui proposa d'employer les fumigations sulfureuses. Le court espace de cinq jours, pendant lesquels M. de S.... prit dix bains de vapeur, suffit à faire disparaître cette maladie prurigineuse : ce M. jouissait d'ailleurs d'une très-bonne santé.

IV. M. R...... âgé de 20 ans, infecté depuis un an, d'une gale miliaire, qui avait éludé toutes les méthodes de traitement dirigés contre elle, fut également soumis d'après l'avis de M. le docteur Thomas, aux fumigations sulfureuses. Dix fumigations prises en six jours, firent disparaître complétement toutes les traces de la maladie : elle n'a pas récidivé. (1)

V. La nommée Anne, fille de service, âgée de 28 ans, était traitée, mais vainement depuis quelques mois, pour une gale pustuleuse qu'elle portait depuis quatre ans. M. le docteur Viguerie aux conseils duquel elle eut enfin recours, lui désigna le soufre en

---

(1) Je préviens mes lecteurs que je ferai toujours mention des récidives lorsque les malades en auront éprouvées, en sorte que je me dispenserai le plus souvent d'annoncer que la cure a été définitive, alors que la maladie n'aura plus reparu. Je me suis d'ailleurs procuré la facilité de pouvoir donner à ce sujet tous les renseignemens possibles, en conservant des relations, soit avec les malades, soit avec leurs médecins, qui veulent bien me tenir au courant de l'état de santé des premiers.

vapeur, comme le meilleur moyen qu'elle pût employer. Seize fumigations l'ont complétement guérie, et je dois ajouter qu'elles ont manifestement fortifié sa santé qui se trouvait très-délabrée.

VI. M. H..... ancien officier de marine, âgé d'environ 40 ans, habitant une ville voisine de Toulouse, portait depuis douze ans une gale éminemment pustuleuse, qu'il avait contractée au service; impatient de guérir d'une maladie qui s'accompagnait de démangeaisons insupportables, M. H..... s'était soumis à six traitemens différens, dont un par les mercuriaux; ils furent tous infructueux. Son chirurgien lui ayant alors donné pour conseil l'essai des fumigations sulfureuses, il se présenta à mon établissement le 10 avril 1817. A la troisième fumigation les symptômes psoriques diminuèrent sensiblement, à la sixième les démangeaisons devinrent supportables et l'éruption scabieuse singulièrement flétrie. A la douzième enfin la maladie eut entièrement disparu. Cependant pour être plus certain de sa guérison, M. H..... désira continuer le traitement quelques jours encore, et six fumigations furent ajoutées à celles qu'il avait déjà reçues.

VII. Marie B...... fille de service, âgée d'environ 24 ans, d'un tempérament lymphatique, portait depuis six ans une gale miliaire, que six traitemens différens n'avaient pu guérir. Les démangeaisons dont était accompagnée cette maladie lui avaient fait perdre le sommeil et l'appétit; enfin sa maigreur était extrême, lorsque dans les premiers jours du mois de mars 1817, elle réclama les soins de M. Viguerie, ce praticien crut devoir lui indiquer pour tout remède l'usage des bains de vapeur sulfureuse. Les quinze premiers ne produisirent aucun effet bien marqué, mais après quelques autres, les symptômes de la maladie commencèrent à s'atténuer et finirent enfin par s'effacer entièrement, quand le nombre en eut été porté à 22. A cette même époque la malade put s'apercevoir d'une amélioration très-manifeste dans l'état de sa santé qui finit enfin par se rétablir tout à fait.

VIII. Le jeune T..... de Toulouse, âgé de quatre ans et demi, fut présenté aux consultations gratuites de la société de médecine. Ses parens y vinrent demander pour lui des conseils contre une éruption prurigineuse dont tout son corps était couvert, et qui jusqu'alors s'était montrée rebelle à toute sorte d'applications et de remèdes internes. Les fumigations sulfureuses furent ordonnées, 24 prises sans interruption dans le courant du mois d'août 1817, ont complétement guéri ce petit malade. (1)

IX. La nommée Marie, fille de service, âgée de 36 ans, traînait depuis douze ans une triste et douloureuse existence par suite d'une gale mal guérie. A de vives démangeaisons étaient jointes de larges croûtes dartreuses, dont le siège affectait plus particulièrement les jambes, les cuisses et les parties externes de la génération, sa santé était d'ailleurs complétement délabrée, et sa figure portait déjà l'em-

(1) Les réflexions que fournit la lecture de cette observation se présentent trop naturellement à l'esprit, pour que je ne pense pas devoir me dispenser d'en grossir cette notice.

peinte d'une prochaine dissolution : tel était son état lorsque cette fille fut présentée à mon établissement. Vingt-quatre bains pris en trente jours ont fait disparaître l'affection de la peau, et complétement rétabli sa santé. C'est dans le courant du mois de septembre 1817 que cette cure a été effectuée.

X. M.lle M... de Toulouse, âgée de dix ans, portait depuis quatre ans, une éruption fortement prurigineuse qui tirait sa source d'une gale miliaire : plusieurs traitemens ayant été opposés mais infructueusement à cette maladie ; deux voyages à Bagnères de Luchon n'ayant pas été plus efficaces, M. le docteur Cabiran indiqua dans le mois d'octobre 1817 les fumigations sulfureuses, comme un moyen dont on devait concevoir des espérances plus fondées ; en conséquence elles furent commencées le 23 du même mois ; l'événement a pleinement justifié et la confiance du médecin, et l'attente de la petite malade et de ses parens. Seulement comme la peau de cet enfant avait depuis long-temps perdu la faculté de transpirer, il a été nécessaire de porter jusqu'à trente le nombre de ces bains de vapeur.

XI. Edouard L.... âgé de 6 ans, habitant de Montauban, avait contracté depuis quinze mois une gale croûteuse et dartreuse, qui avait successivement envahi toute l'étendue de la peau, sans même en excepter le cuir chevelu. La démangeaison portée au point de priver ce petit malade de tout repos, était le symptôme le plus incommode de cette maladie, sa continuité avait même déjà prodigieusement altéré sa santé, et avait obligé ses parens à lier ses pieds et ses mains, pour éviter qu'il ne se mît tout en sang. Un nombre considérable de remèdes et d'applications ayant été employés sans succès pour triompher de cette maladie, le jeune Edouard fut conduit à Toulouse, où la juste réputation dont jouit M. le professeur Viguerie, dans toutes les contrées voisines, le fit choisir pour le nouveau conseil du malade ; les bains de vapeur sulfureuse furent jugés par ce docteur, comme devant opérer la cure de cette affection opiniâtre de la peau. L'emploi de ce moyen éprouva quelques difficultés de la part d'un enfant indocile, cependant on ne tarda pas long-temps à lui voir produire des heureux effets, ils comblèrent de joie les bons parens du petit Edouard qui n'avaient pas voulu le quitter pendant toute la durée du traitement. Après le dixième bain son état fut meilleur, la santé et le sommeil furent recouvrés après le quinzième, et la maladie complétement guérie au vingt-quatrième. Mais M. le docteur Viguerie ayant jugé après ce temps, que six bains lui étaient encore nécessaires, le départ du jeune Edouard fut différé jusqu'alors. Les renseignemens que j'ai pris me permettent d'affirmer que depuis, la maladie n'a pas récidivé, et que la santé de cet enfant n'a reçu aucune atteinte d'un traitement aussi long et aussi fatigant pour son âge.

XII. M.lle N..... habitante de Toulouse, âgée d'environ 30 ans, d'un tempérament faible et délicat, fut atteinte à l'âge de quatorze ans, d'une éruption confluente, accompagnée de fortes démangeaisons, sur la nature de laquelle on ne put jamais être parfaitement éclairé; quoiqu'il en soit cette éruption disparut après l'usage de quelques remèdes. Trois ans s'étaient écoulés depuis cette époque, lorsque M.lle N..... après avoir ressenti un prurit très-incommode aux parties génitales externes, s'aperçut d'une infinité de boutons pustuleux qui occupaient l'intérieur du vagin, les grandes lèvres, la région du pubis et le haut des cuisses. L'époque du retour des menstrues était pour la malade celle d'une augmentation dans les symptômes de son mal, et les forces étaient minées dans l'intervalle par un flux leucorrhoïque permanent. M.lle N. avait épuisé sans succès la nombreuse série des remèdes émolliens, tempérans, dépuratifs, fondans, etc., qu'on a l'habitude d'essayer en pareil cas, lorsque sur l'avis qui lui fut donné de l'existence de mon établissement, elle désira qu'il fût décidé dans une consultation où je fus appelé, si la maladie qui depuis long-temps empoisonnait son existence était du nombre de celles dont les fumigations sulfureuses pouvaient triompher. Les personnes de l'art consultées, sur la peinture que leur fit la malade des caractères de la première éruption, se crurent autorisées à la regarder comme étant de nature psorique, et ordonnèrent en conséquence, que M.lle N.... serait soumise au traitement fumigatoire, sans être arrêtés parle degré de cachexie où la malade était parvenue. Le succès justifia dans très-peu de jours une entreprise que certaines personnes auraient pu taxer de témérité. Les six premiers bains donnèrent de grandes espérances, et au douzième les boutons furent flétris et la démangeaison bien diminuée. A cette époque le traitement fut suspendu par l'apparition des menstrues, qui cette fois ne furent point précédées des symptômes fâcheux qui l'accompagnaient auparavant. Huit jours après, les fumigations furent reprises avec tous les ménagemens nécessaires, et la guérison de la maladie de la peau ainsi que le parfait rétablissement de la santé de M.lle N. furent obtenus à la 24.me

Je dois ajouter, que trois mois s'étant écoulés depuis le jour où le traitement avait été terminé, M.lle N... ayant désiré aller passer quelques jours à la campagne éprouva une légère récidive à suite d'une imprudence. Cette fois pleine de confiance dans le moyen dont elle se félicitait d'avoir usé, elle se présenta d'elle-même à l'établissement que je dirige, et six nouveaux bains qu'elle y prit la délivrèrent entièrement de sa maladie.

XIII. Les deux frères E.... tanneurs à Toulouse, de l'âge de 36 à 40 ans, portaient depuis dix ans des ulcères psoriques aux deux jambes, avec démangeaison extrême et engorgement considérable qui augmentait vers le soir. Cette infirmité qui faisait le désespoir de ces deux malades, avait résisté aux méthodes de traitement le plus sagement dirigées: les eaux de Bagnères de Luchon, d'où ils arrivaient pour la quatrième fois, ne leur avaient offert qu'un secours infructueux, lorsque le 13 octobre 1817 ils se présentèrent aux fumigations sulfureuses, d'après le conseil de M. le docteur Flotard. Après que l'un d'eux eut été fumigé vingt-quatre fois, et le second quinze seulement, les ulcères furent complétement cicatrisés, et ces deux personnes rendues à l'état d'une santé florissante, dont aucun d'eux ne croyait le retour aussi prochain.

SECONDE SÉRIE.

Dartres ou maladies herpétiques.

OBSERVATIONS.

I. M.me P... de Toulouse, âgée de 55 ans environ, d'un tempérament robuste, portait depuis quelques années des croûtes dartreuses derrière les oreilles avec un prurit fort incommode, quelques bains domestiques et l'usage du petit-lait pendant quelques jours ayant été jugés nécessaires à la préparation des fumigations, et ce préalable ayant été rempli, elle se mit à leur usage; il a suffi de les porter au nombre de douze pour qu'elle fût radicalement guérie.

II. M. L..... jeune armurier de cette ville, âgé de 16 ans environ, d'un tempérament délicat, éprouva en février 1817, une forte éruption dont il fut très-incommodé; l'usage du petit-lait et des bains domestiques la firent disparaître, mais peu de temps après on la vit remplacée par une infinité de plaques dartreuses d'une couleur brune, dont aucun moyen ne put amener la delitessence; consulté par le jeune malade, M. le professeur Viguerie conseilla les fumigations sulfureuses; il en a reçu vingt-quatre en 28 jours qui ont suffi à sa guérison, qui cette fois a été définitive.

III. Le nommé Paul F..... du lieu de Castanet, âgé de 36 ans environ, d'un tempérament bilieux, mais faible, était traité depuis deux ans par M. Danzas le père, pour une affection dartreuse qui couvrait particulièrement les extrémités tant supérieures qu'inférieures. Cette maladie était accompagnée de violentes démangeaisons et d'une toux fatigante et douloureuse. L'appétit et le sommeil étaient nuls, le malade était très-maigre. M. Danzas n'ayant pu par aucun moyen améliorer son état, lui conseilla les fumigations sulfureuses. C'est le 10 octobre 1817 qu'il commença à s'y soumettre, les trois premières diminuèrent singulièrement les démangeaisons et enlevèrent la toux. Ces bains poussés jusqu'à 24 et reçus avec précaution et ménagement (1), ont entièrement guéri ce jeune homme et de la maladie cutanée et des symptômes morbides qui l'accompagnaient. Au bout de trente-six jours qu'a duré le traitement, Paul F.... s'est retiré chez lui ayant acquis de l'embonpoint et recouvré une santé à laquelle il était loin de prétendre.

IV. M. de V..... âgé de 24 ans, fut atteint à la suite d'un traitement anti-vénérien, de dartres croû-

---

(1) Ainsi que l'a très-bien observé M. le secrétaire général de la société médicale de Marseille, la routine ne doit pas seule présider à l'administration des fumigations sulfureuses; chez Paul par exemple, l'état fâcheux de la poitrine et celui de cachexie générale, qu'avaient amené et la nature propre à la maladie, et les douleurs constantes et vives dont elle était accompagnée, nous ont fait une loi de modifier ce moyen thérapeutique, tant sous le rapport du temps et de la température du bain de vapeur lui-même, que sur la composition des matières vaporisées dans l'intérieur de la machine fumigatoire.

teuses dont tout le corps était couvert, mais plus particulièrement les avant-bras, les cuisses et les jambes. M. le docteur Ducasse lui conseilla les fumigations. M. de V.... s'y soumit au commencement du mois de juillet 1817, dès la troisième il s'aperçut d'un mieux qui alla toujours en augmentant : à tel point qu'à la dix-septième fumigation, les symptômes herpétiques étaient presque éteints. A cette époque le malade ayant cessé sans motif les bains de vapeur, la cure ne s'en est pas moins consolidée.

V. Il y a environ huit ans que M. A... négociant à Toulouse, âgé de 36 ans, et d'un faible tempérament, contracta une dartre pustuleuse à la lèvre supérieure, qu'il attribua à la mal-propreté du rasoir dont son perruquier s'était servi. Par les conseils d'une personne, sans doute étrangère à la science, il eut l'imprudence d'user d'une pommade dont la litharge faisait partie : deux ou trois jours suffirent il est vrai pour que la dartre eût disparu complètement ; mais au bout d'un certain temps, M. A...... ressentit dans la région du pubis et au haut des cuisses un prurit extrêmement incommode, qui bientôt fut suivi d'une éruption dont les boutons contenaient une sorte de matière puriforme, et qui plus tard dégénérèrent en une véritable dartre croûteuse, pour laquelle il épuisa vainement toutes les ressources de l'art. M. le docteur Ducasse fut enfin consulté; le malade me fut adressé, et le 15 mai il commença son traitement fumigatoire. Les huit premiers bains eurent pour effet de faire psparaître presqu'entièrement la démangeaison dont était accompagnée la maladie, les croûtes tombèrent vers le seizième, enfin le nombre de 24 pris en 27 jours suffirent à la guérison complète.

VI. M. G....., négociant à Toulouse, âgé d'environ 36 ans, était sujet depuis long-temps à une affection herpétique sur diverses parties du corps. Un long traitement, dirigé par M. le docteur Ducasse, avait fortement atténué cette maladie; mais une dartre, située au périnée, avait constamment persisté. Pour obtenir enfin une cure complète, ce docteur conseilla les fumigations sulfureuses; ce dernier traitement fut entrepris vers la fin de septembre 1817; il a suffi, pour l'achever, de trente bains pris en trente-six jours.

VII. Mademoiselle R....., habitante de Toulouse, âgée de 26 ans, d'un tempérament robuste, jouissant d'ailleurs d'une très-bonne santé, portait depuis dix-huit mois, des dartres suppurantes derrière les oreilles, accompagnées de démangeaisons si continues et si violentes, qu'elle en avait perdu le sommeil; après avoir inutilement essayé plusieurs remèdes, il lui fut proposé les eaux d'Ax. Mademoiselle R..... ayant entendu parler avantageusement des fumigations sulfureuses, voulut avant tout en essayer; en conséquence elle s'y soumit le 12 juin 1817: trente reçues en quarante jours l'ont guérie.

VIII. Françoise D....., cuisinière dans une maison connue de cette ville, âgée de 26 ans, et d'un tempérament robuste, avait contracté depuis huit mois une gale pustuleuse et confluente; les divers traitemens auxquels elle fut soumise pendant cet espace de temps, changèrent la forme de la maladie sans en opérer la cure ; à l'éruption psorique succédèrent des dartres croûteuses, dont le siége affectait spécialement les bras, les cuisses et les jambes, et qui étaient accompagnées du même degré de démangeaison que la maladie primitive. M. Viguerie ayant été consulté, proposa l'usage des fumigations sulfureuses. Ce fut au commencement du mois d'avril 1817, que ce dernier traitement fut entrepris. Les six premiers bains s'accompagnèrent d'une amélioration bien sensible dans l'état de la malade : déjà une partie des croûtes dartreuses ont été détachées, le prurit est plus supportable ; après le douzième, les bons effets des fumigations se sont considérablement accrus ; enfin, après le dix-huitième, il ne reste pour dernier vestige de la maladie que quelques taches à la peau, placées aux lieux qu'occupaient les dartres, et que six fumigations ajoutées firent disparaître.

IX. Madame R...., de Toulouse, âgée d'environ 50 ans, portait depuis trois ans des dartres croûteuses et suppurantes aux deux oreilles et parties environnantes, jusques bien avant dans le cuir chevelu. Cette maladie était accompagnée de violentes démangeaisons, qui la rendaient insupportable : pressée par le désir d'une guérison prompte et certaine, madame R....., dans le courant du mois de février 1817, se soumit aux fumigations ; trente suffirent à la disparition de cette maladie incommode.

X. M. Q....., chef d'escadron d'artillerie, âgé de 40 ans, portait depuis six ans une dartre croûteuse et suppurante, sur le côté gauche de la machoire inférieure. Il avait essayé divers traitemens antiherpétiques. Quelque dirigés qu'ils fussent par des mains habiles, la maladie cependant s'était toujours accrue, lorsque M. O...., de l'avis de son chirurgien-major, se soumit aux fumigations dans le courant du mois d'avril 1817; il n'a pris que trente bains, et il a été délivré de son mal.

XI. Madame C....., âgée de 55 ans, d'un tempérament très-faible, fut atteinte, il y a six ans, de dartres suppurantes et croûteuses, qui avaient leur siége sur les oreilles et parties environnantes, mais plus particulièrement sur le vertex, dans une étendue considérable; à cet état était jointe une démangeaison insupportable. Les remèdes nombreux que madame C.... avaient mis en usage, sans en excepter les eaux de Bagnères-de-Luchon, n'avaient pu qu'affaiblir les symptômes herpétiques, qui se reproduisaient avec plus de véhémence à certaines époques. M. Gaillard, chirurgien, ayant été consulté en dernier lieu, après avoir essayé de quelques autres remèdes, dont le résultat ne fut pas plus heureux, se décida à prescrire à la malade un traitement fumigatoire; trente-six bains à vapeur reçus en quarante-cinq jours, ont ramené madame C..... à l'état d'une santé parfaite.

XII. M. R....., tailleur d'habits à Toulouse, âgé de 36 ans, d'un tempérament robuste, portait depuis douze ans des dartres aux deux mains; elles étaient accompagnées de fortes démangeaisons. Impatient de se débarrasser de cette maladie, que la nature de sa profession rendait doublement incommode, M. R.... n'avait pas craint de se soumettre à divers traitemens, dont plusieurs avaient eu pour base les préparations mercurielles ; enfin les dépenses inséparables de quatre voyages à Bagnères-de-Luchon ne l'avaient pas effrayé. Tous ces soins étaient, cependant, restés sans résultat, lorsqu'ayant entendu parler avantageusement des fumigations sulfureuses, et après avoir pris l'avis de M. Bernard, son médecin, il s'empressa de se soumettre à leur usage dans le courant du mois de mars 1817 ; trente-trois bains de vapeur mirent M. R..... dans l'état le plus satisfaisant. Au bout de ce temps, ayant été pris d'une légère indisposition, il discontinua les fumigations ; et malgré qu'il nous parût que quelques autres lui fussent nécessaires, la guérison complète ne s'en est pas moins opérée.

XIII. M. S...., prêtre à Toulouse, âgé d'environ 58 ans, d'un tempérament fort et robuste, était atteint de dartres croûteuses sur plusieurs parties du corps, et plus particulièrement au cuir chevelu et aux paupières : sur cette dernière partie, les croûtes dartreuses étaient très-épaisses, et laissaient parfois suinter une sorte de matière purulente. M. S.... doublement affligé et par le siège qu'affectait cette éruption herpétique, et par la vive et constante démangeaison qui en était la conséquence, après avoir pris l'avis de M. le docteur Galès, qui se trouvait alors à Toulouse (dans le mois de février 1817), n'hésita pas à faire un des premiers l'épreuve du traitement fumigatoire. Les dix premiers bains opérèrent dans l'état de M. S.... une amélioration non équivoque, au quinzième la desquamation commença par les paupières, et s'étendit peu à peu à toute la partie de la peau qu'avait envahi la maladie herpétique; à cette époque, le prurit eut entièrement disparu; enfin, M. S.... n'eut pas pris 24 bains, qu'il ne lui resta, de tous les symptômes de la maladie, qu'une légère furfurescence avec rougeur. La circonstance du carême qui survint alors, força M. S.... à interrompre le cours de son traitement, qui aurait demandé à être continué quelques jours encore. Il lui fut conseillé l'usage de quelques dépuratifs, en attendant que ses occupations pussent lui permettre de revenir aux fumigations. Dans cet intervalle, les derniers vestiges de la maladie s'étant dissipés, M. S.... a cru pouvoir se dispenser d'ajouter quelques bains à ceux qu'il avait déjà pris, et sa cure n'en a pas moins été parfaite.

XIV. M. D...., de Toulouse, âgé de 24 ans, d'un tempérament faible et délicat, fortement disposé aux maladies de poitrine (deux de ses frères sont morts phtisiques), portait depuis son sevrage une affection herpétique étendue à toute l'habitude du corps. Cette maladie de l'espèce squameuse, avait été combattue, mais sans succès, par tous les moyens que l'art avait alors en sa possession, sans même en excepter les eaux thermales de Luchon. M. Thomas qui, en dernier lieu soignait M. D...., lui conseilla les fumigations sulfureuses; ce conseil ne fut pas reçu sans répugnance, et cette répugnance était colorée par l'état de faiblesse dans laquelle était plongé le malade; cependant, sur les instances réitérées du médecin, et sur l'assurance qu'il donna que ce moyen était le seul qu'il convînt d'employer, le malade prit sur lui de s'y soumettre le 4 juin 1817; dès la sixième fumigation, M. D.... put se féliciter de l'application d'un remède auquel il avait tant répugné; en effet, son état s'améliora sensiblement sous tous les rapports; et enfin, trente fumigations administrées avec les ménagemens qu'exigeait son état, le rendirent à une santé parfaite : il voulut cependant après cette époque prendre encore trois bains de vapeur. M. D.... que je vois journellement n'offre plus le moindre vestige de sa maladie cutanée et continue à se bien porter.

XV. M. N...., habitant de Toulouse, âgé d'environ 46 ans, d'un tempérament faible et valétudinaire, portait depuis 18 ans une éruption dartriforme aux deux mains, accompagnée de violentes démangeaisons. Les médecins les plus instruits de Toulouse, de Montpellier et de Paris, avaient été tour-à-tour consultés par M. N.... Divers traitemens avaient été conseillés et exécutés avec exactitude; de ce nombre était un traitement anti-siphilitique dont le rob de Laffecteur et quelques préparations mercurielles avaient fait la base. Le nombre des bouteilles de rob avait été porté jusqu'à 24; enfin, le malade avait fréquenté seize années consécutives les bains de Bagnères-de-Luchon; tous ces moyens s'étaient montrés infructueux, lorsque dans le courant du mois de juin 1817, M. N.... se présenta aux fumigations sulfureuses, d'après le conseil de M. le docteur Massol. Malgré l'état de faiblesse dans lequel il était plongé, trente-six bains furent pris par lui sans interruption, et le malade vit combler ses vœux par la disparition complète des symptômes herpétiques. Craignant toutefois que sa cure ne fût pas suffisamment assurée, M. N.... voulut les continuer jusqu'au nombre de quarante-huit, et ce ne fut pas inutilement, car à la cure de la maladie pour laquelle il avait entrepris ce traitement, il eut l'avantage de voir réunir son retour à un état de force et de santé qui depuis plusieurs années lui étaient étrangers.

XVI. M. D...., habitant les environs de Toulouse, âgé de 28 ans, d'un tempérament bilieux, portait depuis son bas âge des gerçures et des croûtes dartreuses aux deux mains, et notamment sur l'éminence thenard. Après avoir pour ainsi dire passé sa vie à faire des remèdes infructueux, et de ce nombre il faut compter la fréquentation annuelle des eaux de Bagnères-de-Luchon, ce malade, sur le premier avis qui lui parvint d'un établissement formé à Toulouse pour le traitement des maladies de la peau, s'y transporta aussitôt, et sur l'assurance que lui donna M. Viguerie, que ce moyen était du nombre de ceux qui convenaient à sa maladie, M. D...... se soumit aux fumigations au commencement du mois d'avril 1817. Dès les premiers bains de vapeur, sa maladie changea en mieux, et l'on put concevoir dès lors les espérances les plus fondées d'une cure radicale; il fallut cependant les porter jusqu'au nombre de 40 qui furent pris en 28 jours, pour que la guérison fût complète. A cette époque M. D.... put retourner dans ses foyers entièrement délivré d'une maladie qui jusqu'alors avait fait le tourment de sa vie, et que plusieurs motifs devaient faire considérer comme étant héréditaire.

XVII. Un enfant de l'âge de 4 ans et demi, appartenant à M. T.... de Toulouse, était couvert, en plusieurs endroits de son corps, de croûtes dartreuses d'une épaisseur considérable, et qui suppuraient par fois ; cette maladie était le résultat d'une gale mal guérie. M. le docteur Ducasse, aux soins duquel ce petit malade était confié, ne voyant résulter aucun effet bien marqué de plusieurs méthodes de traitement tour-à-tour employées, conseilla les fumigations sulfureuses aussitôt qu'il eut connaissance que mes appareils étaient établis. Le 4 février 1817 le traitement fumigatoire commença, et fut continué depuis sans interruption ; trente-six fumigations que le petit malade supporta parfaitement, effacèrent totalement les traces de la maladie cutanée. Cependant, un mois après, reparut une nouvelle dartre au mollet de la jambe droite, qui donna les plus vives inquiétudes : toutefois, d'après le conseil de M. Ducasse, on n'opposa rien à cette récidive, et la guérison s'est parfaitement consolidée.

XVIII. La nommée L...., habitant une petite commune du canton de Caraman, âgée d'environ 50 ans, d'un tempérament lymphatique, contracta la gale il y a huit ans. Les divers traitemens auxquels elle fut soumise n'eurent d'autre effet que de faire prendre une autre forme à la maladie qui se montra pours lors sous le *facies* dartreux. Des dartres croûteuses et humides couvrirent successivement toute l'étendue de la peau, la tête exceptée ; le prurit était insoutenable, et la nuit il acquérait encore une nouvelle vivacité ; les extrémités inférieures étaient œdématiées, et l'appétit très-mauvais ; enfin, cet état d'infirmité avait singulièrement affecté le moral de cette femme qui vint consulter M. Ducasse, le fils, dans les derniers jours d'avril 1817. Ce docteur présumant sans doute que tous les symptômes de la maladie étaient sous la dépendance d'une seule cause, l'affection morbide de la peau, borna ses conseils à la prescription du traitement fumigatoire. Les dix premières fumigations justifièrent, il est vrai, ses espérances, quant à la maladie de la peau, mais il en fut autrement de l'œdème des extrémités qui devint plus considérable par leur moyen, et fit même craindre une ascite. M. le docteur Ducasse, qui en fut averti, jugea dès-lors qu'un traitement interne approprié devait être mené de front avec celui par les bains de vapeur sulfureuse. Après six jours d'interruption accordés entièrement au nouveau traitement interne, la malade revint à l'usage des fumigations, il fallut les pousser jusques à la vingtième, pour que l'amélioration dans l'éruption herpétique fût bien sensible ; mais alors aussi la peau commença à reprendre sa mollesse et son ton de couleur ordinaire, et les accidens généraux qui compliquaient cette affection firent place à l'état d'une santé parfaite. A la trentième fumigation, il ne restait, pour dernier vestige de la maladie, qu'une légère rudesse dans la peau des environs de la malléole externe de la jambe droite : six bains de vapeur furent en conséquence jugés encore nécessaires pour faire évanouir jusques à la dernière trace de cette *herpes*. Cependant comme il me fut aisé de m'apercevoir que la malade souffrait impatiemment d'un aussi long séjour loin de sa famille et de ses affaires, je jugai avec M. Ducasse, qu'il devait lui être permis de se retirer après la troisième.

XIX. Le Sr. B..., fabricant de chapeaux, âgé d'environ 30 ans, natif des environs de St.-Gaudens, et résidant actuellement à Toulouse, portait depuis six ans des dartres vives qui avaient leur siége aux jambes, à la partie antérieure de la poitrine et entre les épaules : la sanie qui découlait de ces ulcères était acre et mordicante, ulcérait même les parties de la peau qui les avoisinaient. Nombrer les remèdes essayés par le malheureux B...., dire quels sont les traitemens multipliés auxquels il s'est soumis tour-à-tour, sans être délivré de sa douloureuse infirmité, serait très-long pour nous et peu agréable pour le lecteur, nous nous bornerons à mentionner, comme n'ayant pas été suivi de plus de succès, l'usage des eaux thermales sulfureuses de Luchon et de Labarthe, auxquelles le sieur B.... s'est transporté cinq années consécutives, y faisant chaque fois un séjour de plusieurs mois. Je ne dois pas non plus laisser ignorer que M. Thomas, auprès duquel le malade réclama des conseils, parvint au moyen des remèdes internes et des applications locales à cicatriser les ulcères dartreux; mais aussitôt que le sieur B.... en discontinuait l'usage, on les voyait se rouvrir et revêtir les mêmes caractères. Découragé par ces récidives opiniâtres, M. le docteur Thomas jugea qu'il serait bon d'adjoindre au traitement interne l'emploi des bains de vapeur sulfureuse. Ce fut le 10 mars 1817 que ce traitement fut entrepris. Les quatre premières fumigations furent très-pénibles à supporter, on les vit accroître les douleurs, et l'ichor fourni par les ulcères fut versé en plus grande quantité, et prit un aspect sanieux. Toutefois ces nouveaux accidens se calmèrent, et arrivé au terme de la vingtième fumigation, le malade s'est trouvé infiniment mieux ; à la vingt-sixième, la cicatrice a été presque complète. Alors le malade fut purgé deux fois par les conseils de son médecin ; il se reposa quelques jours, après quoi il reprit les fumigations qui furent poussées jusqu'à la trente-cinquième, époque à laquelle le sieur B.... s'est trouvé complétement guéri, et a pu se livrer aux travaux de sa profession, ce qu'il n'avait pas fait depuis très-longtemps.

XX. M. de S...., ancien officier, habitant à quelque distance de Toulouse, âgé de 60 ans environ, était atteint depuis huit ans de dartres squameuses et suppurantes qui avaient commencé à paraître derrière les oreilles, qui, plus tard, s'étaient étendues au cuir chevelu, et successivement à toutes les parties du corps. Un médecin, justement distingué, lui avait fait subir divers traitemens à différens temps, et notamment deux ou trois par les mercuriaux. Les eaux de Bagnères-de-Luchon et celles d'Ax avaient également été fréquentées par le malade pendant quatre ou cinq saisons consécutives sans plus de succès. Le médecin de M. de S.... ayant enfin appris qu'il s'était formé à Toulouse un établissement fumigatoire, d'après le procédé de M. Galès, se fit un devoir d'en conseiller l'usage à son malade. A son arrivée à Toulouse, M. de S.... reçut les plus grands encouragemens de la part de M. Viguerie, duquel il voulut prendre l'avis, et s'étant transporté chez moi, il désira aussitôt commencer le traitement. L'état de la maladie à cette époque était caractérisé par les symptômes dont suit l'énumération : inappétence complète, insomnies continuelles, démangeaison insupportable par tout le corps, bouffissure de la face, gonflement des gencives qui saignaient par fois, œdematie des jambes et des cuisses, roideur extrême dans les articulations, ce qui rendait la marche difficile et pénible ; enfin, le malade éprouvait de temps à autre des syncopes qui faisaient craindre pour sa vie. Les premières fumigations qui furent commencées le 10 février 1817, furent difficiles à supporter. Les sueurs étaient nulles ; mais à la dixième, cette excrétion commença à avoir lieu ; les symptômes locaux et les accidens généraux furent sensiblement amendés, le malade put se rendre de l'appareil au lit presque sans le secours de personne, lui qu'on était obligé d'y transporter précédemment. A la vingtième fumigation, la desquamation complète s'effectua au cou, à la tête et sur le tronc; les dartres avaient déjà cessé de fournir au suintement, qui depuis si long-temps s'était constamment soutenu. L'appétit fut recouvré ainsi que le sommeil, les engorgemens disparurent : les articulations acquirent de la souplesse, et le malade put se promener et se rendre aux bains sans employer le service des porteurs. A la trentième fumigation les cuisses et les jambes se dépouillèrent enfin de toutes leurs squames, la marche et la station furent tous les jours plus faciles, et toutes les fonctions revinrent à l'état physiologique. A cette époque la peau étant devenue un peu sensible, M. Viguerie crut devoir prescrire deux bains domestiques, après quoi les fumigations furent continuées jusqu'au nombre de cinquante-huit. Quoiqu'il restât encore alors au malade une légère furfurescence à la jambe gauche, il fut convenu que M. de S.... interromprait pour un temps le traitement fumigatoire, afin de laisser se perdre insensiblement l'habitude que la peau pouvait avoir contractée du contact de la vapeur sulfureuse. Nous aimons à croire qu'il suffira d'un petit nombre de fumigations, alors que M. de S.... désirera reprendre son traitement pour effectuer la cure radicale de sa maladie ; cet espoir est d'autant plus permis, que M. de S....... jouit actuellement d'une très-bonne santé.

XXI. M. V... de Toulouse, âgé de 26 ans, d'un tempérament faible, issu d'une mère dartreuse, portait cette affection depuis très-long-temps ; elle avait son siége au jarret droit et sur toute la partie dorsale de la main gauche : sur cette dernière partie la dartre avait un aspect véritablement hideux, et présentait les caractères d'un ulcère de mauvaise nature; elle était accompagnée de violentes démangeaisons. Plusieurs remèdes avaient été mis en usage d'après le conseil de plusieurs personnes de l'art. M. V.... craignant que sa maladie ne dépendît d'un vice siphilitique, s'était même soumis à trois traitemens anti-vénériens, dont un par le rob à la dose de douze bouteilles : les eaux de Bagnères-de-Luchon avaient été également mises en usage, mais le tout inutilement. M. Cayrel, chirurgien, ayant reconnu la nature rebelle de cette maladie, conseilla les fumigations sulfureuses; le malade y accéda le 12 juillet 1817. Les premières firent naître des espérances, et la guérison fut complète à la trente-troisième. Il est à remarquer que le traitement fumigatoire a duré deux mois, à raison des précautions que l'état du malade a nécessitées. Je dois à la vérité de faire l'aveu que M. V... a éprouvé une légère récidive qui pourra exiger encore quelques autres fumigations (1).

TROISIÈME SÉRIE.

Maladies diverses.

OBSERVATIONS.

I. M. Duboscage, maréchal-de-camp, dirigé par M. le docteur Gaugiran, s'est parfaitement bien trouvé des fumigations dans un cas de rhumatisme goutteux; car ce général, perclus de ses membres au début

---

(1) Dans le nombre des observations qui composent cette série, il en est plusieurs, qui peut-être, auraient dû trouver leur place dans la série précédente, je ne m'en défends pas; cependant tant d'obscurité couvre encore la nature propre des maladies, que l'on se voit quelquefois forcé d'établir les divisions nosologiques, plutôt sur la considération de leur forme, que sur celle de leur cause première.

du traitement, put marcher après quatre bains pris en deux jours, et quelques autres pris à de plus longs intervalles l'ont mis en état de faire le voyage de Paris.

II. Madame Rousset, habitante de Toulouse, âgée d'environ 50 ans, était violemment tracassée par des douleurs aux lombes, aux genoux et aux articulations des pieds avec les jambes, avec gonflement considérable. M. Massol, après avoir vainement essayé divers remèdes, conseilla à la malade les fumigations; six reçues sans interruption dans le mois de juillet 1817, améliorèrent son état; six autres reçues dans le mois d'octobre, l'ont complètement guérie.

III. M. le docteur Gaugiran traitait depuis long-temps Mlle Fauré, habitante de Toulouse, âgée de dix-huit ans, pour des douleurs plus particulièrement affectées aux articulations des poignets, des genoux et des pieds, avec gonflement de ces parties; la station et la progression étaient fortement gênées. Ce médecin jugea convenable de soumettre cette malade aux fumigations; vingt-huit bains administrés avec ménagement l'ont délivrée des douleurs et rendue à la santé.

IV. M. Burney, maître-ouvrier du régiment d'artillerie à cheval, âgé de 40 ans, d'un tempérament faible, était tracassé, depuis la retraite de Moscou, de douleurs vives aux lombes et au poignet droit. N'ayant retiré aucun avantage des nombreux remèdes qu'il avait opposés à cette affection, il se décida, le 19 novembre 1817, à se soumettre à l'usage des fumigations. Les sueurs qu'ont procurées ces bains de vapeur ont été abondantes, et au quinzième le malade s'est trouvé débarrassé de ses douleurs.

V. Un Frère des Ecoles Chrétiennes de la paroisse Saint-Etienne, âgé d'environ 24 ans, d'un tempérament fort et robuste, était traité depuis dix-huit mois pour des douleurs rhumatismales qui se faisaient ressentir dans presque toutes les articulations. Envoyé par M. Viguerie aux eaux de Luchon dans l'année 1816, il n'eut pas plus à se louer de l'emploi de ce moyen, que de tant d'autres qui avaient été tout aussi infructueusement éprouvés. Aussitôt que mon établissement eut été formé, ce malade reçut pour conseil, de la part de M. Viguerie, de tenter s'il ne se trouverait pas mieux de cette nouvelle méthode de traitement. Six bains pris sans interruption l'ont entièrement délivré de ses douleurs.

VI. M. Souques, militaire retraité, propriétaire à Fronton, âgé d'environ 50 ans, portait une douleur sciatique à la jambe droite depuis environ 18 mois. Un de ses frères qui habite Toulouse l'engagea à venir prendre quelques fumigations, en lui citant, pour l'encourager, l'exemple d'une dame guérie par ce moyen. M. Souques se trouvant alors fortement tracassé de sa douleur qui l'empêchait d'agir librement, céda à l'invitation de son frère, et le 15 avril 1817 il prit le premier bain de vapeur; neuf pris en six jours, lui ont permis de retourner dans son domicile parfaitement guéri

VII. M. Lignac, sous-inspecteur aux revues, âgé d'environ 50 ans, portait depuis quelque temps un engorgement chronique à la partie antérieure du tiers inférieur de la cuisse gauche : il était en outre fortement tracassé par des douleurs rhumatismales. Au traitement qu'il faisait, M. le docteur Rumèbe voulut joindre l'usage des fumigations. Douze reçues avec les précautions nécessaires, améliorèrent de beaucoup l'état de ce malade, qui aurait continué ce traitement, s'il fût resté plus long-temps à Toulouse.

VIII. Madame Duprat, de Toulouse, âgée d'environ 40 ans, était pour ainsi dire dans un état d'impotence, par l'effet de douleurs très-aiguës, avec enflure des articulations. Les remèdes qu'elle avait mis en usage, ainsi que les eaux de Bagnères-de-Luchon, n'avaient qu'exaspéré sa maladie. M. Pouzenc, chirurgien, lui ayant conseillé les fumigations, elle s'y soumit dans le courant du mois d'août; 24 reçues en trente jours l'ont soulagée à ce point, qu'elle vaque à ses affaires avec la plus grande facilité, ce qu'elle n'avait pu faire depuis environ trois ans.

IX. Madame Camoreyt, propriétaire, demeurant au faubourg Saint-Etienne, âgée d'environ 36 ans, d'un tempérament lymphatique, était atteinte de douleurs rhumatismales depuis quelques années. Cette maladie avait occasionné la formation lente d'un engorgement dans l'articulation ilio-femorale, qui avait pris un accroissement considérable, et rendait la progression et la station extraordinairement pénibles et douloureuses. M. le docteur Lamarque, aux soins duquel était confiée cette malade, après avoir épuisé tous les moyens thérapeutiques que l'art indique en pareille circonstance, sans même en excepter les eaux de Bagnères-de-Luchon, donna la main à ce qu'elle essayât des fumigations sulfureuses ; en conséquence la première fut prise le 20 février 1817. A peine eut-elle été suivie de cinq autres administrées sans interruption, que les douleurs rhumatismales et l'engorgement articulaire eurent entièrement disparu.

X. M. Milhès, le cadet, habitant de Toulouse, âgé de 48 ans, portait depuis long-temps un engorgement chronique à la jambe gauche avec douleur, à suite d'un érysipèle. Cet engorgement augmentait vers le soir et avait résisté aux meilleures méthodes de traitement, lorsque au commencement du mois d'août 1817, il se soumit à un traitement fumigatoire, d'après le conseil de M. le docteur Thomas. Les quatre premiers bains de vapeur produisirent une excitation douloureuse sur la partie malade, mais les suivans opérèrent la résolution de la maladie, et la cure fut complette à la onzième fumigation.

XI. Mme Pradal, habitante de Toulouse, âgée d'environ 40 ans, valétudinaire depuis sept ou huit ans, par suite de la maladie vulgairement connue sous le nom de lait répandu, était prise depuis quatre mois de douleurs vives aux extrémités avec gonflement qui l'empêchaient de goûter un instant de repos soit la nuit soit le jour. M. Ducasse le père, qui fut consulté, conseilla au commencement d'octobre 1817, les fumigations sulfureuses à défaut des eaux thermales dont on avait laissé la saison s'écouler. Les trois premières opérerent un mieux sensible et rétablirent le flux menstruel, qui avait essuyé une interruption de 18 mois. Cette circonstance d'ailleurs infiniment précieuse fit suspendre les fumigations ; mais plus tard trois autres furent appliquées et suffirent pour opérer le rétablissement complet de cette dame.

XII. M. B..... de Beaumont de Lomagne, âgé de 55 ans et d'un tempérament bilieux et très-irritable, était affligé depuis 12 ans de dartres croûteuses et humides, pour lesquelles il desira se soumettre au traitement fumigatoire. Je n'ai pas rapporté en son lieu l'histoire détaillée de sa maladie, parce que le nombre des fumigations n'a pas été porté assez haut pour que la cure complette ait été effectuée ; je le mentionne à la fin de cette troisième série, comme ayant fourni la preuve que ce moyen thérapeutique était également habile à résoudre les engorgemens des viscères intérieurs, comme à faire disparaître les tuméfactions des parties externes. M. B.... qui portait depuis un temps que je ne saurais déterminer, un engorgement très-volumineux de la rate s'aperçut avec étonnement, à la 12.e fumigation, qu'il avait entièrement disparu.

XIII. M. N..... prêtre, de l'âge de 60 ans, était atteint d'un diabetès, et recevait les soins de M. le docteur Naudin. Après quelques remèdes employés il vint à l'esprit de ce praticien de faire servir les fumigations sulfureuses à opérer sur la peau de ce malade une fluxion révulsive, pour détruire celle fixée sur les reins qui constituait la maladie. Le succès a pleinement justifié son attente, trois bains de vapeur ont suffi pour mettre un terme au flux diabétique.

EXTRAIT du compte rendu dans la séance publique de la société de Médecine de Toulouse, du 17 juillet 1817, par M. DUFFOURC, secrétaire général de cette compagnie, sur un mémoire, ayant pour titre, Observations sur les bons effets des fumigations sulfureuses, *présenté et lu à la société le 1.er juillet de la même année, par Dominique LATOUR, l'un de ses membres adjoints.*

» PROPRIÉTAIRE d'un établissement fumigatoire, dont » il surveille lui-même les détails et l'administration, » M. Latour est sans contredit bien à portée d'en ap- » précier les résultats. Le mémoire qu'il a lu à la » société de médecine n'est que le résumé des obser- » vations qu'il a recueillies. En traitant ce sujet, » il avait à se prémunir contre l'enthousiasme qui » exagère tout et adopte sans examen, et les sug- » gestions de l'intérêt personnel qui exerçent à notre » insu une grande influence sur nos jugemens. Il nous » paraît que M. Latour a sagement évité ces écueils. » Le ton de franchise et de simplicité qui règnent » dans son mémoire, est bien propre à inspirer la » confiance. En proclamant les succès, il ne dissimule » pas les revers ; et si les résultats de ses observa- » tions ne confirment pas pleinement les éloges ou- » trés donnés aux fumigations sulfureuses dans leur » nouveauté, on est forcé de convenir qu'elles of- » frent dans beaucoup de cas des secours puissans à » la thérapeutique.

COMPTE rendu à la société de Médecine, des nouvelles observations qui constatent les bons effets des fumigations sulfureuses, que lui a présentées M. LATOUR, *l'un de ses membres adjoints.*

Par MM. DUPRAT, RUMEBE *et* ROALDÈS *le fils, Rapporteur.*

MESSIEURS,

Les mémoires adressés à la compagnie sont ordinairement d'autant mieux accueillis par elle, que leur sujet offre un but d'utilité plus réelle ; et la société a toujours manifesté qu'à ses yeux une observation bien faite et bien circonstanciée était au-dessus des dissertations les plus ambitieusement écrites. Plein de confiance dans cette précieuse direction que la société a imprimée à ses travaux, direction qui est d'ailleurs celle de son siècle, M. Latour n'a pas craint de vous soumettre quelques histoires de maladies dépouillées de toutes réflexions et réduites strictement à l'énoncé des faits : il a même eu le bon esprit d'en élaguer tous ces renseignemens de détail qui nuisent à l'intérêt sans rien ajouter aux élémens de la conviction.

Les fumigations sulfureuses, administrées d'après le procédé qu'on doit à M. Galès, sont, comme vous le savez, Messieurs, une branche de thérapeutique à laquelle M. Latour s'est spécialement adonné. Il n'a pas craint de faire de fortes avances pour faire jouir les habitans de cette grande ville du bienfait d'une heureuse invention, qui tous les jours se montre plus salutaire entre ses mains exercées, et qui déjà depuis plusieurs années, compte dans la capitale des établissemens où elle est mise en pratique sous les yeux de son inventeur.

Fidèle à l'engagement contracté avec la compagnie de lui transmettre le résultat de ses expériences, M. Latour a tracé daus ce mémoire le tableau d'un certain nombre de guérisons effectuées par les fumigations sulfureuses dans l'établissement qu'il dirige. Ces observations sont renfermées dans trois chapitres, le premier est affecté aux maladies psoriques, le second comprend les affections herpétiques, et le troisième renferme quelques cas de rhumatisme chronique.

Je ne serai pas désavoué par vous, Messieurs, quand j'avancerai qu'il est certaines espèces de gale, la miliaire par exemple, qui se montrent extrêmement opiniâtres, et qui éludent même quelquefois toutes les ressources nombreuses d'une riche thérapeutique. Or les fumigations sulfureuses ne partagent pas avec toutes les méthodes anti-psoriques, cette incertitude dans les résultats, et son application en est toujours possible, quel que soit le sexe, l'âge et le tempérament du malade et à quelque degré que soit d'ailleurs portée la cachexie que cette maladie rebelle peut avoir imprimé à l'économie.

(Ici M. le rapporteur cite textuellement les observations VIII et IX de la première série.)

On n'eut pas plutôt éprouvé cette méthode de traitement contre la gale, que l'on conçut l'espérance d'en faire une heureuse application au traitement des maladies herpétiques trop multipliées de nos jours. Mais ici, vous dit M. Latour, le succès n'est pas aussi certain ni le procédé aussi simple, il est des modifications à introduire dans le traitement de ces dernières maladies, modifications que la grande habitude qu'il s'est donnée dans l'application de ce moyen thérapeutique a pu seule lui faire découvrir. Il est enfin des affections herpétiques qui résistent obstinément aux fumigations sulfureuses, quelque précaution qui soit prise d'ailleurs pour que leur emploi ne soit pas infructueux.

A cet égard, quoique M. Latour ait été extrêmement sobre de réflexions et de raisonnemens dans le cours de son mémoire, il n'a pu se refuser au désir d'indiquer très-succinctement la cause principale à laquelle doit être attribuée cette ténacité que certaines affections herpétiques apportent à toutes les méthodes de traitement. Je vais le laisser s'exprimer lui-même, et d'autant plus volontiers que sur ce sujet nos pensées ne différent pas.

» Si nous étions appelés, dit M. Latour, à rendre

» raison de la ténacité jusqu'ici insurmontable de » quelques maladies de la peau, nous croirions pou» voir la trouver dans l'existence simultanée de plu» sieurs virus qui se cachent et s'enveloppent sous des » formes qui leur sont à peu près communes, et » qui rendent par cela même leur investigation plus » pénible et leur expulsion plus difficile : je ne » doute pas en effet, ajoute M. Latour, que si par » le moyen d'une méthode de traitement parfaitement » analytique, on pouvait parvenir à dépouiller les » maladies dartreuses de toutes leurs complications, » on ne les guérît facilement par l'emploi des fumiga» tions sulfureuses.

(M. le rapporteur cite l'observation XV de la seconde série.)

M. Latour finit enfin cette partie de son mémoire en se plaignant avec cette réserve que dicte à l'homme bien né le sentiment de ce qu'il doit aux autres et à soi-même, que quelques personnes cherchent à jeter de la défaveur sur le traitement par les fumigations sulfureuses, et reprochent à cette méthode d'être exclusivement topique ou palliative, et d'exposer les malades qui s'y soumettent au danger de la répercussion. Si ce rapport ne s'était déjà trop prolongé, je ne résisterais pas au plaisir de vous rapporter textuellement les réflexions sommaires mais lumineuses, que M. Latour oppose à ces allégations.

Il me reste encore à vous faire connaître, Messieurs, la dernière partie du mémoire dont votre commission est chargée de vous présenter l'analyse. Les faits qu'elle renferme sont d'autant plus précieux pour la science, qu'ils en agrandissent en quelque sorte le domaine, en appliquant le traitement fumigatoire à d'autres maladies que celles dont le système cutané est le siège. M. Latour vous offre six exemples de rhumatisme chronique guéris par le procédé de M. le docteur Galès. La lecture de chacune de ces observations commande, un égal intérêt. Toutefois dans le nombre, j'ai cru devoir choisir la suivante pour vous la communiquer dans son entier.

(M. le rapporteur relate l'observation XI de la troisième série.)

Le temps me manque pour vous faire part de toutes les réflexions que cette observation m'a suggérées. Il n'aura échappé à aucun de vous, que le premier effet du traitement a été de manifester une action non équivoque sur l'organe utérin. Ce fait ne doit pas être perdu pour nous. Au reste, M. le docteur Naudin, notre confrère, n'a pas craint d'essayer les fumigations dans un cas de diabetès chez un vieillard de soixante ans qui leur a dû sa guérison, et M. B.... qui portait depuis très-long-temps un engorgement considérable de la rate, l'a vu se dissiper pendant le cours de son traitement sans avoir cependant espéré lui voir opérer ce résultat.

Le mémoire de M. Latour est enfin terminé par quelques réflexions bien judicieuses, tant sur le traitement moral qu'il est toujours bon d'adjoindre aux soins médicinaux, que sur les conditions que doivent réunir les établissemens du genre de celui qu'il dirige, sous le double rapport de l'aisance et de la salubrité : il se flatte que sous ces deux rapports, les lieux où il fait ses expériences, sont exempts de reproches fondés.

En se résumant, Messieurs, votre commission se persuade que la compagnie voudra bien accueillir favorablement le travail de M. Latour, et l'encourager à poursuivre des expériences aussi avantageuses pour la science qu'elles sont utiles à l'humanité.

Toulouse, le 15 janvier 1818.

ROALDÈS, *Rapporteur*, RUMEBE, DUPRAT, *Signés.*

La Société, dans la séance du 15 *janvier* 1818, *a adopté le rapport ci-dessus, et a délibéré que copie conforme en serait délivrée à M. Latour.*

Toulouse, le 5 *février* 1818.

DUFFOURC, *Secrétaire.*

DE L'IMPRIMERIE DE F. VIEUSSEUX, RUE SAINT-ROME, N° 46.

www.ingramcontent.com/pod-product-compliance
Ingram Content Group UK Ltd.
Pitfield, Milton Keynes, MK11 3LW, UK
UKHW020354250726
13967UKWH00005B/2272

9 782012 924741